LES

SANATORIUMS MARITIMES

DOIVENT S'ORIENTER

VERS LA PROPHYLAXIE

Preuves tirées de l'examen du bilan des dépenses en profits et pertes, de la durée moyenne du séjour, du prix de revient.

INDICATIONS DU TRAITEMENT MARIN

PAR

Le Docteur Charles LEROUX
Secrétaire de l'Œuvre des Sanatoriums maritimes
Médecin en chef
du Dispensaire Furtado-Heine et de l'Institution Nationale
des Sourds-Muets de Paris

PARIS
ATELIER TYPOGRAPHIQUE DE L'INSTITUTION NATIONALE
DES SOURDS-MUETS
254, RUE SAINT-JACQUES, 254

1908

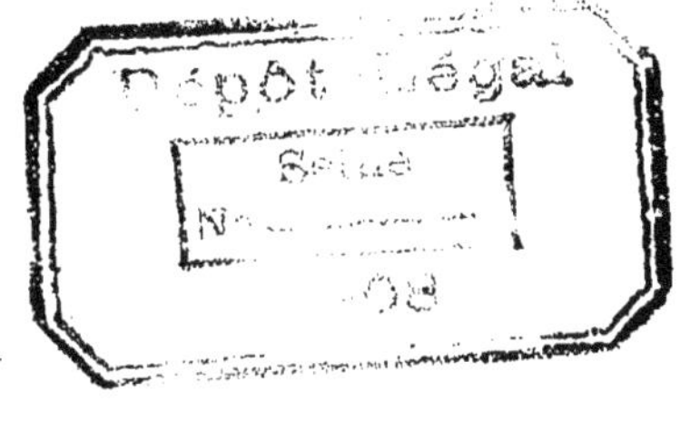

LES

SANATORIUMS MARITIMES

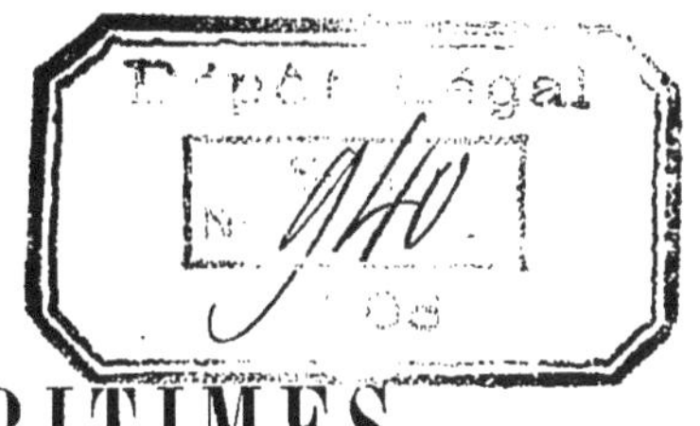

LES SANATORIUMS MARITIMES DOIVENT S'ORIENTER VERS LA PROPHYLAXIE

Preuves tirées de l'examen du bilan des dépenses en profits et pertes, de la durée moyenne du séjour, du prix de revient.

INDICATIONS DU TRAITEMENT MARIN

PAR

Le Docteur Charles LEROUX

Secrétaire de l'Œuvre des Sanatoriums maritimes
Médecin en chef
du Dispensaire Furtado-Heine et de l'Institution Nationale
des Sourds-Muets de Paris

PARIS
ATELIER TYPOGRAPHIQUE DE L'INSTITUTION NATIONALE
DES SOURDS-MUETS
254, RUE SAINT-JACQUES, 254

1908

AVERTISSEMENT

Ce travail a été composé et imprimé par les élèves typographes de l'Institution nationale des sourds-muets, sous la direction de leur professeur M. Couesnon. On ignore beaucoup trop dans le public et même dans le corps médical les services rendus par l'Institution, que l'on confond souvent avec un hospice. C'est une véritable école où les sourds-muets apprennent à parler distinctement au moyen de la méthode d'enseignement oral, et à lire sur les lèvres. Ils y reçoivent de plus un enseignement élémentaire, et lorsqu'ils quittent l'Institution, ils ont appris, dans les ateliers, un métier usuel : menuiserie, cordonnerie, couture, jardinage, typographie, sculpture sur bois, etc. Cette brochure, imprimée par eux, témoigne de leur aptitude à exercer un métier. Nous sommes heureux d'adresser ici au maître et aux élèves toutes nos félicitations et tous nos remerciements.

Dr CH. LEROUX.

I

AVANT-PROPOS

Dans ce travail, basé sur plus de 1,500 observations recueillies aux sanatoriums de Banyuls-sur-Mer et de Saint-Trojan, nous démontrons que nos établissements maritimes sont engagés dans une voie fort dispendieuse; qu'ils doivent renoncer à la cure des tuberculoses infantiles et s'orienter vers la prophylaxie, parce que les résultats sont infiniment meilleurs, et les dépenses beaucoup moindres. Nous démontrons de plus que toute cure marine exige un séjour prolongé et des dépenses élevées; que l'application erronée du traitement marin a entraîné jusqu'alors les familles, les communes, les administrations hospitalières à faire sans le moindre profit des dépenses fort élevées, parce que la plupart des médecins chargés de l'examen et de l'envoi des enfants dans les sanatoriums maritimes ne se conforment point aux indications du traitement, sur lesquelles ils n'ont peut-être pas des données suffisamment précises.

Dans ces conditions, nous avons pensé qu'il serait pratique de résumer dans une note succincte les enseignements tirés de l'examen des faits. Nous indiquons, pour chaque groupe de maladies, les résultats obtenus, la durée moyenne du séjour et le prix de revient d'une guérison.

C'est, nous le croyons, le meilleur guide que nous puissions fournir aux médecins pour juger l'opportunité de la cure marine dans un cas déterminé, et faire rendre aux sanatoriums maritimes leur maximum d'effet utile avec un minimum de dépenses.

II

BILAN DES DÉPENSES EN PROFITS ET PERTES

En 10 ans, pour un total de 1,541 malades, il a été dépensé la somme globale de 1,485,092 francs, en comptant la journée de traitement au prix de 2 francs.

Si nous rangeons d'un côté les malades qui ont guéri (dépenses avec profits) et de l'autre ceux qui n'ont pas guéri (dépenses sans profits), nous pouvons établir le bilan des dépenses de la façon suivante :

Dépenses avec profits (906 malades)..	1,052,386 francs
Dépenses sans profits (635 malades)..	432,706 —

On voit de suite la somme fort élevée qui a été dépensée sans profits réels, et cela pour deux causes évitables : 1° les enfants ont fait à la mer un trop court séjour; 2° les indications du traitement marin ont été mal appliquées.

Beaucoup d'enfants ont été envoyés tardivement à la mer porteurs de lésions tuberculeuses anciennes, souvent suppurées depuis longtemps ; beaucoup déjà atteints de cachexie septicémique, ou de tuberculose en voie de généralisation. D'autres étaient atteints d'un rachitisme trop vieux pour être modifié, ou d'affections non justiciables du traitement marin ; d'où ces dépenses inutiles.

Si maintenant nous comparons les dépenses afférentes au traitement des tuberculeux aux dépenses dues au traitement des lymphatiques, des prédisposés, des menacés, etc., la différence est fort instructive : pour les tuberculeux (886 malades), les dépenses avec profits se chiffrent par une somme de 663,682 francs, et avec pertes par une somme de 222,014 francs. Au contraire pour les menacés et les prédisposés (310 malades), les profits se chiffrent par une somme de 126,598 francs et les pertes par la somme fort minime de 12,836 francs.

De sorte qu'en procédant comme on l'a fait jusqu'ici dans les sanatoriums de Banyuls-sur-Mer et Saint-Trojan, on a dépensé sans profits réels le 1/4 environ des sommes employées pour le traitement des tuberculeux et seulement le 1/10 pour le traitement des prédisposés.

Il en ressort de suite, au point de vue économique, un avantage énorme à engager les sanatoriums maritimes dans la voie du traitement préventif de préférence au traitement curatif, très dispendieux. Pour les autres groupes, les dépenses sans profits sont également fort élevées. Pour les maladies de la peau et des muqueuses, nous avons :

Dépenses avec profits (46 malades).. 70,808 francs
Dépenses sans profits (35 malades).. 37,594 —

Pour le rachitisme et la scoliose, nous avons :

Dépenses avec profits (94 malades).. 182,632 francs
Dépenses sans profits (102 malades). 92,606 —

Ces dépenses inutiles tiennent toujours à l'application trop tardive ou erronée de la cure marine.

Enfin, dans le dernier groupe (maladies nerveuses et diverses), les dépenses faites sans profits dépassent de beaucoup les dépenses utiles, par la simple raison qu'il s'agit surtout ici d'incurables que le séjour à la mer ne peut en rien modifier; en effet le bilan est le suivant :

Dépenses avec profits (6 malades)... 8,666 francs
Dépenses sans profits (62 malades).. 67,656 —

L'utilité de la sélection des malades ressortira encore plus nettement de l'étude des résultats thérapeutiques, de la durée moyenne du séjour et du prix de revient d'une guérison suivant chaque groupe de maladies.

III

RÉSULTATS THÉRAPEUTIQUES. DURÉE MOYENNE DU SÉJOUR PRIX DE REVIENT D'UNE GUÉRISON.

A. Tuberculoses infantiles (1)

1° TUBERCULOSES OSSEUSES. — La cure marine des tuberculoses osseuses donne en général de bons résultats, qui pourraient être meilleurs, si la sélection des enfants était mieux faite. En effet, lorsque l'état général est bon, qu'il n'y a point de cachexie septicémique, point de généralisation de la tuberculose et surtout point de tuberculose pulmonaire, la guérison est relativement rapide et certaine. Au contraire, aussitôt qu'il existe des troubles digestifs, des symptômes fébriles de septicémie, de cachexie, non seulement les enfants ne guérissent point toujours, même après un séjour prolongé; mais souvent leur état s'aggrave au point de nécessiter leur renvoi.

La durée du séjour et les résultats varient bien plus suivant l'état général de l'enfant et l'importance de la région malade que suivant la lésion locale, qu'elle soit suppurée ou non.

Les tuberculoses suppurées ont même donné un pourcentage de guérisons un peu plus élevé que les non suppurées, parce que beaucoup de ces enfants ont été envoyés à la mer déjà en voie de guérison, plusieurs même après intervention chirurgicale.

(1) Nous empruntons une partie de ce paragraphe au mémoire que nous avons lu au congrès international de la tuberculose d'octobre 1905, intitulé : *La cure marine des tuberculoses infantiles aux sanatoriums de Banyuls-sur-Mer et de Saint-Trojan.*

Nous donnons pour chaque affection le pourcentage des guérisons, la durée moyenne de séjour et le prix de revient d'une guérison (1).

Pour la *coxalgie*, on obtient une moyenne de guérisons de 45.21 p. 100, avec une moyenne de séjour de 829 journées et une dépense moyenne de 1,658 francs pour une guérison.

Pour le *mal de Pott*, on constate 35.78 p. 100 de guérisons, avec une moyenne de séjour de 971 journées et une dépense de 1,942 francs pour une guérison.

Pour les *tumeurs blanches des grosses jointures*, le pourcentage des guérisons est déjà plus élevé : 56.93 p. 100 avec une moyenne de séjour de 724 journées et un prix de revient de 1,448 francs.

Les *ostéites, ostéo-périostites, ostéo-arthrites des petites jointures* donnent de meilleurs résultats, puisqu'on obtient 71.06 p. 100 de guérisons avec une moyenne de 562 journées et une dépense de 1,124 francs.

Nous donnons pour ces diverses affections des moyennes calculées sur l'ensemble des observations favorables ou défavorables. Il est évident que les cas bénins traités dès le début par la cure marine guérissent plus rapidement; d'où cette conclusion naturelle que le traitement marin doit être appliqué dès le début des manifestations tuberculeuses pour donner le maximum d'effet rapide avec le minimum de dépenses.

2° TUBERCULOSES DIVERSES. — Cette observation s'applique également aux formes de tuberculose localisée suivantes dont les résultats et les frais de séjour varient avec la localisation.

La cure marine des *adénopathies tuberculeuses* cervicales et sous-maxillaires donne d'excellents résultats :

(1) Voir à la fin du mémoire les document justificatifs pour les proportions d'amélioration, d'aggravation, etc.

75 p. 100 de guérisons, avec une moyenne de séjour de 479 journées et une dépense de 958 francs par guérison.

Parmi les 320 cas d'adénopathies de ce groupe, toutes ne sont peut-être pas tuberculeuses. Dans l'immense majorité des observations, il s'agit d'adénopathies anciennes à ganglions ramollis et suppurés, ou bien durs et volumineux, à vastes chaînes entourant le cou qui sont ordinairement tuberculeuses. C'est le résultat de toutes ces observations prises en bloc que nous donnons ici.

Les *adénopathies trachéo-bronchiques* guérissent bien par le traitement marin ; on a obtenu 50 p. 100 de guérisons, avec une moyenne de séjour de 429 journées et une dépense de 858 francs par guérison. Les enfants qui n'ont pas guéri ont fait en général un trop court séjour. Nous n'avons rangé dans ce groupe que les cas dans lesquels les lésions pulmonaires, si elles existaient, ne donnaient point de signes appréciables. Du reste, dans aucune observation, il n'est noté d'aggravation.

La *péritonite tuberculeuse* guérit dans la proportion de 60 p. 100 avec une durée moyenne de séjour de 614 journées et une dépense de 1,228 francs, à condition toutefois que les indications du traitement soient bien appliquées. En effet, les guérisons se rapportent à des péritonites chroniques tuberculeuses : deux à forme fibro-caséeuse, une à prédominance ganglionnaire. Les deux cas aggravés étaient compliqués d'entérite tuberculeuse et de cachexie. Si, aux cinq observations provenant des sanatoriums de Banyuls-sur-Mer et de Saint-Trojan, nous ajoutons trois observations personnelles : deux de péritonite fibro-caséeuse, une de péritonite chronique à prédominance ganglionnaire, toutes trois terminées par la guérison après un séjour à la mer de quinze mois à deux ans, nous pouvons, en nous appuyant sur ces huit observations, dire que la cure marine est indiquée dans la péritonite chronique tuberculeuse avec de grandes chances de guérison, aux conditions suivantes : que l'enfant ne soit pas sous le coup d'une poussée aiguë, que la tuberculose soit nettement localisée, sans complication de diarrhée, de cachexie, enfin sans tuberculose pulmonaire. Sous l'influence du traitement marin joint à la cure d'air, de repos, de suralimentation (si elle est possible), on obtiendra des résultats excellents et probablement supérieurs à ceux que donne l'intervention chirurgicale.

Le *lupus* et la tuberculose cutanée ont fourni par le traitement marin les résultats suivants : 53.84 p. 100 de guérisons avec une moyenne de séjour très élevée de 1,321 journées, et une dépense proportionnelle de 2,642 francs par guérison. Ces résultats sont assurément favorables, mais ils exigent un long et coûteux séjour de près de quatre ans. Or, si ces résultats ne contre-indiquent point la cure marine dans les cas de lupus, il est bon de se rappeler que nous avons aujourd'hui d'autres moyens de guérison plus actifs et moins coûteux à lui opposer.

La cure marine de la *tuberculose pulmonaire* a donné en général de mauvais résultats dans nos sanatoriums de Banyuls-sur-Mer et de Saint-Trojan. Sur 34 cas de tuberculose pulmonaire, dont 7 avec adénopathie trachéo-bronchique et 9 avec tumeur blanche ou adénopathie cervicale primitive, nous n'avons obtenu que 3 guérisons et 6 améliorations contre 18 aggravations; 4 tuberculoses sont restées stationnaires et 3 enfants sont morts rapidement : soit 8.82 p. 100 de guérisons avec une moyenne de séjour fort élevée de 2,785 journées et un prix de revient considérable de 5,570 francs pour chaque cas de guérison.

Les trois cas de guérison portent sur des tuberculoses pulmonaires sans grosses lésions, l'une avec adénopathie trachéo-bronchique. Les guérisons n'ont été obtenues qu'après un fort long séjour. Les malades améliorés ou stationnaires ont fait un trop court séjour pour obtenir un autre résultat.

Enfin les 18 cas aggravés l'ont été dès le premier mois ou avant le quatrième. Tous ont dû être renvoyés.

Dans tous ces cas d'aggravation, il ne s'agit pas seulement de tuberculose grave avec diarrhée et cachexie, ce qui ne serait point pour étonner, mais aussi de tuberculoses pulmonaires au début qui sont devenues fébriles et ont pris une extension rapide sous l'influence du climat. Les trois décès sont dus à l'état de cachexie des malades.

Le chiffre peu élevé des tuberculoses pulmonaires traitées dans nos sanatoriums s'explique par ce fait qu'elles ont été admises par exception; les médecins-directeurs n'ont pas voulu les renvoyer, à tort à notre avis, puisque près de 53 p. 100 se sont aggravées. Du reste, nos sanatoriums de Banyuls-sur-Mer et de Saint-Trojan ne sont pas organisés pour la cure de la tuberculose pulmonaire, surtout ouverte et contagieuse. Il ne faut plus les y admettre; les résultats sont là pour justifier notre exclusion.

B. Lymphatiques, prédisposés, héréditaires.
(*Traitement préventif.*)

Nous comprenons dans ce groupe tous les enfants atteints de lymphatisme, tous les prédisposés, les héréditaires qu'il s'agit de préserver de la tuberculose.

Nous avons déjà montré dans le bilan des dépenses combien dans ce groupe les profits dépassent les pertes; or les résultats thérapeutiques très favorables confirment les avantages du traitement préventif. Nous avons en effet obtenu 72.90 p. 100 de guérisons avec un séjour moyen peu prolongé de 280 journées, et une dépense fort peu élevée de 560 francs par guérison.

On voit de suite que sous tous les rapports il y a un immense intérêt pour les sanatoriums maritimes et pour les enfants à généraliser le traitement préventif et à restreindre le plus possible le traitement curatif des tuberculoses infantiles graves.

C. Maladies de la peau, des muqueuses, du nez, des yeux, des oreilles.

Dans ce groupe nous réunissons toutes les manifestations, dites lymphatiques, du côté de la peau, des muqueuses et des organes des sens. Les résultats sont bons, mais cependant le pourcentage des guérisons n'est pas aussi élevé qu'on pourrait le supposer. Quelques explications sont nécessaires.

Dans son ensemble ce groupe fournit 56.79 p. 100 de guérisons avec une moyenne de séjour assez élevée de 765 journées et une dépense moyenne de 1,530 francs.

Il y a, en effet, entre ces multiples manifestations des différences importantes qu'il est utile de connaître.

Pour les maladies de la peau, représentées surtout par l'eczéma, l'impétigo, etc., on obtient 70 p. 100 de guérisons, mais toujours après un fort long séjour. Les formes aiguës ou subaiguës subissent ordinairement de nouvelles poussées au bord de la mer ; il est donc préférable d'en attendre la fin avant de prescrire le traitement marin. Quelquefois même des poussées nouvelles se produisent dans les formes chroniques et prolongent le séjour. Le traitement marin doit donc être surtout réservé aux enfants atteints de formes chroniques, accompagnées d'adénites cervicales anciennes et de lymphatisme, qu'il s'agit de préserver de la tuberculose. Dans tous les cas il faut compter sur un séjour long et coûteux de dix-huit mois à deux ans.

Les manifestations lymphatiques du nez et des oreilles, telles diverses formes de rhinite ou d'otorrhée chroniques, d'eczéma, d'impétigo, etc., guérissent dans la proportion de 68 p. 100; mais environ 25 p. 100 restent stationnaires, surtout les otites, lorsque les lésions du côté de l'oreille moyenne sont trop profondes.

Les maladies des yeux (ordinairement blépharite chronique, conjonctivite chronique granuleuse, kérato-conjonctivite chronique avec lésions cornéennes) donnent des résultats beaucoup moins bons, puisque nous n'avons noté que 47 p. 100 de guérisons.

Beaucoup (23 p. 100) restent stationnaires; d'autres en assez grand nombre (11 p. 100) s'aggravent au bord de la mer.

Il y a donc lieu d'être réservé dans l'application de la cure marine au traitement des maladies oculaires. Lorsque l'état aigu n'est pas suffisamment éteint, il y a lieu d'attendre, car il se fait souvent des poussées nouvelles. Enfin lorsque, dans les formes chroniques de la kérato-conjonctivite, il existe des lésions anciennes de la cornée, il n'y a guère à compter sur le séjour au bord de la mer pour les voir disparaître.

D. Rachitisme.

Le rachitisme guérit admirablement par le traitement marin, lorsque l'enfant est jeune. Malheureusement on envoie dans nos sanatoriums des enfants trop âgés, atteints de rachitisme ancien. Aussi les résultats sont-ils inférieurs à ce qu'ils devraient être. Sur 175 observations, nous avons obtenu :

Guérison	52. »	p. 100
Amélioration	34.28	—
Stationnaire	12. »	—
Aggravation	0.57	—
Décès	1.14	—

La question d'âge a une importance capitale au point de vue de la guérison; les chiffres suivants en sont la preuve : au-dessous de 5 ans, on obtient 66.66 p. 100 de guérisons complètes et 33.33 p. 100 de non-guérisons; au-dessus de 5 ans, la proportion se renverse : on note seulement 25.86 p. 100 de guérisons complètes contre 74.12 p. 100 de non-guérisons. Quelques exemples feront nettement ressortir les avantages de la sélection, et les bienfaits du traitement marin non seulement sur le rachitisme, mais sur la nutrition des enfants.

Obs. I. — G., 3 ans, atteint de rachitisme généralisé; les quatre membres sont incurvés, la poitrine déformée; l'enfant est petit, maigre, cachectique. Il sort au bout de 1,107 jours complètement guéri et redressé. Il pesait à l'entrée 10 kilogr., il pèse à la sortie 16 kilogr.; sa taille à l'entrée était de 0m 72 centim., elle est à la sortie de 0m 93 centim.

Obs. II. — D., 3 ans, rachitisme généralisé, épiphyses volumineuses avec double genu valgum très accentué, gros ventre, etc. Il sort guéri et redressé après 1,149 jours. Poids à l'entrée, 9 kilogr. 400 grammes, à la sortie 14 kilogr.; taille à l'entrée 0m 69 centim., à la sortie 0m 95 centim.

Au contraire, parmi les non guéris, nous trouvons surtout des enfants de 6, 8, 10 et 13 ans atteints de déformations rachitiques anciennes que le traitement marin modifie peu ou encore des enfants qui n'ont fait à la mer qu'un séjour insuffisant.

On voit de suite le notable avantage qu'il y a à envoyer dans nos établissements les enfants très jeunes. C'est pour répondre à cette indication que plusieurs sanatoriums maritimes (Banyuls-sur-Mer, Saint-Trojan, Arcachon) ont créé des services de bébés pour les petits rachitiques où on les reçoit dès l'âge de 2 et 3 ans. Cette mesure devrait être généralisée dans tous les sanatoriums.

On ne saurait donc trop répéter que le rachitisme traité à temps guérit presque toujours par le traitement marin et que le pourcentage pourrait facilement atteindre 70 à 80 p. 100, si la sélection était bien faite.

Il est utile d'ajouter de suite que cette guérison, même en bas âge, est toujours longue à obtenir et toujours d'un prix de revient élevé.

En effet, la moyenne de séjour pour une guérison a été de 980 journées et le prix de revient de 1,960 francs.

Nous avons rangé dans ce groupe les *scolioses,* bien que beaucoup d'entres elles ne relèvent point du rachitisme. Les résultats ne sont pas en faveur du traitement marin, au moins en se basant sur nos 21 observations. On a obtenu 14.28 p. 100 de guérison contre 52.38 p. 100 d'amélioration et 33.33 p. 100 d'état stationnaire, avec une moyenne de séjour de 698 journées et un prix de revient de 1,396 francs.

Il semble donc démontré que la scoliose, lorsqu'elle ne fait point partie d'un rachitisme généralisé, ne doit pas être envoyée au bord de la mer. La mer peut être utile s'il existe en même temps du lymphatisme ou de l'anémie, mais il n'y a pas à compter sur la cure marine pour obtenir un redressement; la scoliose relève alors plus de l'orthopédie que des sanatoriums maritimes.

E. Maladies nerveuses et diverses.

Nous arrivons au dernier groupe de maladies pour lesquelles les résultats ont été à peu près nuls et les dépenses sans profits. En effet, les résultats thérapeutiques ont été les suivants :

Guérison	8.82 p. 100
Amélioration	14.70 —
Stationnaire	69.11 —
Aggravation	5.88 —
Décès	1.47 —

Nous avons eu en somme 8.82 p. 100 de guérisons, contre 91.18 p. 100 de non-guérisons. Les dépenses sans profits ont été fort élevées, comme nous l'avons vu : soit pour 62 malades 67,656 francs dépensés sans profits contre 8,666 francs de dépenses utiles pour 6 malades.

La moyenne de séjour pour une guérison a été de 722 journées et son prix de revient de 1,444 francs.

Il suffit de jeter un coup d'œil sur la nomenclature des affections comprises dans ce groupe pour voir que la plupart des enfants ne pouvaient tirer aucun profit du séjour au bord de la mer et que plusieurs ont subi une aggravation de leur état; ils ont dû être renvoyés d'urgence.

Paralysie infantile	22 cas
Incontinence d'urine	5
Malad. de Little, hémipl. spasmodique	5
Paralysies diverses	4
Idiotisme, gâtisme	11
Luxation congénitale de la hanche	3
Pied-bot paralytique	4
Chorée chronique	1
Chorée rhumatismale	1
Spina bifida, paraplégie	1
Hydrocéphalie	2
Coqueluche au déclin	1
Bronchite chron. second. à scarlatine	1
Bronch. chron. avec dilat. d. bronches	1
Néphrite chronique	1
Pleurésie purulente guérie	1
Hernie inguinale double	1
Brûlures ulcérées	2
Syphilis ulcéreuse de la peau	1
	68

Parmi les 6 cas guéris, nous notons un pied-bot opéré, une paralysie choréique, une coqueluche au déclin, une hernie inguinale double opérée, et deux cas de brûlures en voie de cicatrisation. Il est certain que tous ces malades auraient guéri ailleurs et que l'envoi à la mer était pour le moins inutile.

Parmi les améliorés, il y a des convalescents de maladies des voies respiratoires : bronchite chronique avec dilatation bronchique, pleurésie purulente, etc., pour qui la mer pouvait être indiquée, mais il y a surtout des paralysies infantiles qui auraient pu s'améliorer partout ailleurs.

L'immense majorité des enfants est sortie, après un séjour plus ou moins long, exactement dans le même état qu'à l'entrée. Il n'y a aucune raison pour que les paralysies infantiles, les maladies de Little, les hémiplégies, etc., tirent un bénéfice quelconque du traitement marin.

Au contraire, diverses aggravations se sont produites, qu'il est bon de connaître. Un enfant atteint de chorée rhumatismale mal éteinte a vu tous les accidents reparaître avec complication de congestion pulmonaire et a dû être renvoyé d'urgence. Un autre atteint d'hémiplégie gauche, symptômatique de lésion cérébrale, a été pris de crises épileptiformes répétées qui ont nécessité son renvoi. Une bronchite secondaire à la scarlatine s'est également aggravée, et une néphrite chronique a dû être renvoyée. Il est facile de conclure de cet exposé que les maladies chroniques du système nerveux, que les incurables ne relèvent en rien des sanatoriums maritimes et qu'il y a lieu de les en exclure définitivement. Les dépenses engagées de ce chef sont complètement inutiles et pourraient être mieux utilisées.

IV

RÉSUMÉ ET CONCLUSIONS

Pour faire rendre aux sanatoriums maritimes leur maximum d'effet utile avec un minimum de dépenses, il est indispensable que les familles, les communes, les administrations hospitalières, les sanatoriums maritimes eux-mêmes se conforment aux indications suivantes :

1° *Le traitement marin préventif* appliqué aux enfants lymphatiques, aux prédisposés, aux héréditaires qu'il s'agit de préserver de la tuberculose est le plus favorable quant aux résultats, le plus économique quant aux dépenses utiles. C'est *donc surtout vers la prophylaxie bien plus que vers la cure que doivent s'orienter les sanatoriums maritimes.*

2° La cure marine des *tuberculoses localisées* ne donnera de bons résultats thérapeutiques, les dépenses sans profits ne seront évitées que si on se conforme aux deux principes suivants :

a) La cure marine des tuberculoses localisées doit être prescrite le plus tôt possible; elle sera prolongée pendant une ou plusieurs années consécutives; elle sera d'autant plus longue et plus coûteuse, les résultats seront d'autant moins favorables que la lésion sera plus grave et plus ancienne, l'état général moins bon.

b) Il ne faut pas envoyer dans les sanatoriums maritimes les tuberculoses localisées lorsqu'elles sont déjà compliquées de cachexie, de troubles digestifs ou pulmonaires graves. Il faut que l'état général soit bon; sinon il se produit des insuccès, des aggravations.

En observant ces règles on obtiendra de bons résultats dans la *coxalgie,* le *mal de Pott,* les *tumeurs blanches* de toutes les jointures, les *ostéites, ostéo-périostites* tuberculeuses (1).

Le traitement marin est indiqué dans toutes les *tuberculoses ganglionnaires,* adénopathies cervicales, sous-maxillaires, adénopathies trachéo-bronchiques, adénopathies abdominales.

La *péritonite chronique tuberculeuse* guérit au bord de la mer, si elle est nettement localisée, exempte de poussée aiguë, ou de complications pulmonaires ou digestives (entérite); on obtient par la cure d'air, de repos, de suralimentation (si elle est possible) d'excellents résultats, probablement supérieurs à ceux que donne l'intervention chirurgicale.

Le *lupus* guérit également par le traitement marin, dans de notables proportions; mais la cure en est extrêmement longue et coûteuse; il est préférable d'utiliser d'autres moyens thérapeutiques.

La *tuberculose pulmonaire* ne doit pas être envoyée ni admise dans les sanatoriums maritimes qui ne sont pas organisés pour cette cure spéciale, particulièrement dans les sanatoriums de Banyuls-sur-Mer et de Saint-Trojan; l'aggravation y a été fréquente; la guérison rare, toujours longue à obtenir et fort coûteuse. La cure marine de la tuberculose pulmonaire ne pourra être prescrite que dans les sanatoriums maritimes qui possèdent des pavillons spéciaux pour cette cure, et dans les stations maritimes qui jouissent de conditions climatériques favorables.

3° Les *manifestations,* dites lymphatiques, de la *peau,* des *muqueuses,* du nez, des yeux, des oreilles sont justifiables du traitement marin, sauf dans les périodes

(1) Nous avons dit assez souvent dans nos précédents travaux que le traitement marin doit être fréquemment complété ou aidé par le traitement chirurgical pour n'avoir pas à y insister ici.

de poussées aiguës et dans les cas de lésions chroniques incurables des yeux et des oreilles.

4° Le *rachitisme* guérit admirablement par la thalassothérapie, à condition que l'enfant soit envoyé jeune à la mer, dès l'âge de 2 à 3 ans; plus tard les déformations résistent souvent à la cure marine. Il existe du reste dans plusieurs sanatoriums des services de bébés. La *scoliose*, sauf lorsqu'elle est nettement rachitique et récente, ne se modifie point à la mer; son traitement relève de l'orthopédie.

5° Les *maladies du système nerveux* (les paralytiques, les gâteux, les incurables) ne doivent jamais être envoyées dans les sanatoriums maritimes; la plupart y font d'inutiles séjours, quelques-unes s'aggravent notablement.

6° Quelle que soit l'affection soumise au traitement marin, il faut toujours compter, pour obtenir la guérison, sur un séjour continu et prolongé, et sur des dépenses relativement élevées, dont le tableau suivant fournira les bases pour un cas de guérison :

	MOYENNE DE SÉJOUR	PRIX DU SÉJOUR
	—	—
	journées	francs
Lymphatiques, prédisposés, héréditaires.	280	560
Adénopathie trachéo-bronchique........	429	858
Adénopathie cervicale tuberculeuse.....	479	958
Ostéite, ostéo-périostite, etc............	562	1,124
Péritonite tuberculeuse.................	614	1,228
Tumeur blanche des grosses jointures..	724	1,448
Maladies de la peau, des muqueuses...	765	1,530
Coxalgie.............................	829	1,658
Mal de Pott..........................	971	1,942
Rachitisme...........................	980	1,960
Lupus...............................	1,321	2,642
Tuberculose pulmonaire...............	2,785	5,570

DOCUMENTS JUSTIFICATIFS

Statistique générale

A. *Tuberculoses infantiles* :

1° *Tuberculoses osseuses* :

Coxalgie	115	886 observations
Mal de Pott	95	
Tumeur blanche des grosses jointures	137	
Ostéite, ostéo-périostite, etc.	159	

2° *Autres tuberculoses* :

Adénopathie cervicale tuberculeuse	320	
Adénopathie trachéo-bronchique	8	
Péritonite tuberculeuse	5	
Lupus, tuberculose cutanée	13	
Tuberculose pulmonaire	34	

B. *Lymphatiques, prédisposés, héréditaires*	310	observations
C. *Maladies de la peau, des muqueuses, etc.*	81	—
D. *Rachitisme*	175	—
Scoliose	21	—
E. *Maladies nerveuses et diverses*	68	—
TOTAL	1,541	observations

Résultats thérapeutiques. Moyenne de séjour.

A. TUBERCULOSES INFANTILES.

1° *Tuberculoses osseuses*

Coxalgie

RÉSULTATS GÉNÉRAUX. (115 *observations.*)

Résultats.	Nombre de cas.	P. 100	Moyenne de séjour
Guérison	52	45.21	829 journées
Amélioration	27	23.47	547 —
Stationnaire	19	16.53	268 —
Aggravation	15	13.04	618 —
Décès	2	1.73	» —

A. COXALGIE NON SUPPURÉE (63 *observations.*)

Résultats.	Nombre de cas.	P. 100	Moyenne de séjour
Guérison	27	42.85	607 journées.
Amélioration	18	28.57	399 —
Stationnaire	11	17.46	229 —
Aggravation	6	9.52	681 —
Décès	1	1.58	» —

B. Coxalgie suppurée. (52 *observations.*)

Guérison	25	48. »	1,077 journées.
Amélioration	9	17.30	843 —
Stationnaire	8	15.38	322 —
Aggravation............	9	17.30	576 —
Décès..................	1	1.92	» —

Mal de Pott.

Résultats généraux. (95 *observations.*)

Résultats.	Nombre de cas	P. 100	Moyenne de séjour
—	—	—	—
Guérison	34	35.78	971 journées.
Amélioration	24	25.26	466 —
Stationnaire	32	33.68	156 —
Aggravation	5	5.26	802 —
Décès	0	»	» —

A. Mal de Pott non suppuré. (66 *observations.*)

Guérison	23	34.84	1,044 journées.
Amélioration	16	24.24	361 —
Stationnaire...........	26	39.39	172 —
Aggravation	1	1.50	» —
Décès	0	»	» —

B. Mal de pott suppuré. (29 *observations.*)

Guérison	11	37.93	816 journées.
Amélioration	8	27.58	676 —
Stationnaire	6	20.68	90 —
Aggravation	4	13.79	807 —
Décès..................	0	»	» —

N. B. Plusieurs enfants, arrivés avec un mal de Pott en voie de guérison, ont fait un séjour relativement court, d'où l'abaissement anormal de la durée du séjour moyen dans les cas suppurés.

Tumeur blanche des grosses jointures

Résultats généraux. (137 *observations.*)

Résultats.	Nombre de cas.	P. 100	Moyenne de séjour
—	—	—	—
Guérison..............	78	56.93	724 journées.
Amélioration..........	33	24.08	419 —
Stationnaire	21	15.25	413 —
Aggravation...........	5	3.64	107 —
Décès..................	0	»	» —

A. Tumeur blanche non suppurée. (95 *observations.*)

Guérison	54	56.84	603 journées.
Amélioration	25	26.31	396 —
Stationnaire	16	16.84	250 —
Aggravation	0	»	» —
Décès	0	»	» —

B. Tumeur blanche suppurée. (42 *observations.*)

Résultats.	Nombre de cas	P. 100	Moyenne de séjour
—	—	—	—
Guérison	24	57.14	998 journées.
Amélioration	8	19.04	492 —
Stationnaire	5	11.90	933 —
Aggravation	5	11.90	107 —
Décès	0	»	» —

Ostéite. Ostéo-périostite. Ostéo-arthrite des petites jointures.

Résultats généraux. (159 *observations.*)

Résultats.	Nombre de cas	P. 100	Moyenne de séjour
—	—	—	—
Guérison	113	71.06	562 journées.
Amélioration	26	16.35	316 —
Stationnaire	18	11.32	150 —
Aggravation	0	»	» —
Décès	2	1.25	» —

2° *Autres Tuberculoses*

Adénopathie tuberculeuse : Cervicale; Sous-Maxillaire.

Résultats généraux. (320 *observations.*)

Résultats.	Nombre de cas	P. 100	Moyenne de séjour
—	—	—	—
Guérison	240	75. »	479 journées.
Amélioration	60	18.75	192 —
Stationnaire	19	5.93	58 —
Aggravation	1	0.31	» —
Décès	0	»	» —

Adénopathie trachéo-bronchique tuberculeuse.

Résultats généraux. (8 *observations.*)

Résultats.	Nombre de cas	P. 100	Moyenne de séjour
—	—	—	—
Guérison	4	50. »	429 journées.
Amélioration	2	25. »	365 —
Stationnaire	2	25. »	114 —

Péritonite tuberculeuse.

Résultats généraux. (5 *observations.*)

Résultats.	Nombre de cas	P. 100	Moyenne de séjour
—	—	—	—
Guérison..............	3	60. »	614 journées.
Aggravation...........	2	40. »	59 —

Lupus. Tuberculose cutanée.

Résultats généraux. (13 *observations.*)

Résultats.	Nombre de cas	P. 100	Moyenne de séjour
—	—	—	—
Guérison..............	7	53.84	1,321 journées.
Amélioration..........	4	30.76	516 —
Stationnaire..........	1	7.69	70 —
Aggravation...........	1	7.69	75 —

Tuberculose pulmonaire.

Résultats généraux. (34 *observations.*)

Résultats.	Nombre de cas	P. 100	Moyenne de séjour
—	—	—	—
Guérison..............	3	8.82	2,785 journées.
Amélioration..........	6	17.64	444 —
Stationnaire..........	4	11.76	83 —
Aggravation...........	18	52.94	126 —
Décès.................	3	8.82	27 —

B. Lymphathiques. Prédisposés. Héréditaires, etc.

Résultats généraux. (310 *observations.*)

Résultats.	Nombre de cas	P. 100	Moyenne de séjour
—	—	—	—
Guérison..............	226	72.90	280 journées.
Amélioration..........	64	20.64	78 —
Stationnaire..........	20	6.45	94 —

G. Maladies de la peau, des muqueuses, du nez, des yeux, des oreilles.

Résultats généraux. (81 *observations.*)

Résultats.	Nombre de cas	P. 100	Moyenne de séjour
—	—	—	—
Guérison..............	46	56.79	765 journées.
Amélioration..........	15	18.51	684 —
Stationnaire..........	15	18.51	468 —
Aggravation...........	5	6.17	302 —
Décès.................	0	»	» —

Résultats particuliers aux groupes

Résultats.	Peau.	Oreilles et nez	Yeux
Guérison	70 p. 100	68 p. 100	47 p. 100
Amélioration	29 —	6 —	16 —
Stationnaire	1 —	25 —	23 —
Aggravation	0 —	0 —	11 —

D. Rachitisme

Résultats généraux. (175 *observations.*)

Résultats.	Nombre de cas	P. 100	Moyenne de séjour
Guérison	91	52. »	980 journées.
Amélioration	60	34.28	551 —
Stationnaire	21	12. »	161 —
Aggravation	1	0.57	14 —
Décès	2	1.14	346 —

Résultats suivant l'age de l'enfant

Au-dessous de cinq ans (114 observations)	Guéris	76, soit 66.66 p. 100
	Non guéris	38, — 33.33 —
Au-dessus de cinq ans (58 observations)	Guéris	15, soit 25.86 p. 100
	Non guéris	43, — 74.12 —

N. B. — Il n'est pas tenu compte de trois observations (une aggravation, deux décès par complications en dehors du rachitisme).

Scoliose

Résultats généraux. (21 *observations.*)

Résultats.	Nombre de cas	P. 100	Moyenne de séjour
Guérison	3	14.28	698 journées.
Amélioration	11	52.38	619 —
Stationnaire	7	33.33	326 —
Aggravation	0	»	» —

E. Maladies nerveuses et diverses

Résultats généraux. (68 *observations.*)

Résultats.	Nombre de cas	P. 100	Moyenne de séjour
Guérison	6	8.82	722 journées.
Amélioration	10	14.70	521 —
Stationnaire	47	69.11	594 —
Aggravation	4	5.88	161 —
Décès	1	1.47	33 —

Bilan des dépenses

PROFITS = Guérisons (cas favorables).
PERTES = Non guérisons (séjour trop court, cas défavorables).

NOMBRE des CAS	DÉPENSES avec PROFITS	MALADIES	DÉPENSES avec PERTES	NOMBRE des CAS
27	32.414	Coxalgie non suppurée......	27.864	36
25	53.872	Coxalgie suppurée...........	32.554	27
23	48.050	Mal de Pott non suppuré....	21.744	43
11	17.968	Mal de Pott suppuré.........	18.368	18
54	65.150	Tumeur blanche des grosses jointures non suppurée. ..	27.850	41
24	47.938	Tumeur blanche des grosses jointures suppurée........	18.294	18
113	126.974	Ostéite, ostéo-périostite, ostéo-arthrite des petites jointures......................	21.878	46
240	230.198	Adénopathie cervicale tuberculeuse..................	26.196	80
4	2.234	Adénopathie trachéo-bronchique	11.920	4
3	3.686	Péritonite tuberculeuse......	234	2
7	18.486	Lupus. Tuberculose cutanée.	4.400	6
3	16.712	Tuberculose pulmonaire.....	10.712	31
226	126.598	Lymphatiques, prédisposés, héréditaires...............	12.836	84
46	70.808	Maladies de peau, muqueuses, nez, oreilles, yeux.........	37.594	35
91	178.444	Rachitisme..................	74.414	84
3	4.188	Scoliose.....................	18.192	18
6	8.666	Maladies nerveuses et diverses	67.656	62
906	1.052.386		432.806	635

RÉSUMÉ... { Dépenses totales........... 1.485.092 francs.
Nombre de maladies....... 1.541

Comparaison des dépenses

effectuées pour le traitement curatif des tuberculoses infantiles et pour le traitement préventif.

1° Pour les tuberculoses infantiles :

Dépenses avec profits : 663.682 francs; les 3/4 environ.
Dépenses avec pertes : 222.014 francs; le 1/4 environ.

2° Pour les lymphathiques, les prédisposés, les héréditaires :

Dépenses avec profits : 126.598 francs; les 9/10 environ.
Dépenses avec pertes : 12.836 francs; le 1/10 environ.

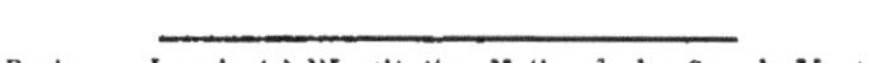

Paris. — Imprimé à l'Institution Nationale des Sourds-Muets.

TRAVAUX DU MÊME AUTEUR.

Mémoire sur deux cas de scorbut sporadique (*France médicale*, 1878).

Mémoire sur l'oblitération de la veine-porte dans le cours de la cirrhose atrophique (*Gazette médicale de Paris*, 1879).

De l'emphysème pulmonaire et de la phtisie fibreuse chronique (*Journal des connaissances médicales*, 1879).

Mémoire sur la cystocèle inguinale (*Revue de Médecine et de Chirurgie*, 1880).

Des amputations et des résections chez les phtisiques (Thèse, 1880).

Note sur deux cas de pneumonie caséeuse (*Archives générales de Médecine*, 1881).

Du paludisme congénital et du rôle de l'hérédité dans l'étiologie du paludisme infantile (*Revue de Médecine*, 1882).

De la chorée de Sydenham : son étiologie, sa nature, d'après les faits observés au dispensaire Furtado-Heine (*Revue mensuelle des Maladies de l'Enfance*, 1890).

De la colique appendiculaire dans ses rapports avec l'appendicite (*Ibid.*, 1891).

L'antipyrine et la chorée de Sydenham : quelques formes rares d'éruption, des récidives ; le tic post-choréique (*Ibid.*, 1891.)

De l'Assistance médicale dans les dispensaires d'enfants (*Conférence*, 1891).

Des résultats thérapeutiques obtenus dans les hôpitaux et sanatoriums marins récemment créés ; nécessité d'un séjour prolongé ; indication du traitement marin (*Communication au Congrès pour l'étude de la tuberculose*, 2e session, juillet 1891).

Rapport adressé à M. le Ministre de l'Intérieur sur l'organisation et le fonctionnement des hôpitaux marins pour le traitement des enfants scrofuleux et tuberculeux (*Mission en date du 1er août 1891*).

L'Impétigo des enfants ; recherches bactériologiques (*Note communiquée à l'Académie de Médecine*, octobre 1892).

L'Assistance maritime des enfants et les hôpitaux marins : un vol. grand in-8° avec dessins et plans. Soc. des Edit. scientif., 1893, Paris ; *mention de l'Académie de Médecine* (prix Monbinne).

De l'action des injections de gaïacol iodoformé dans le traitement de la tuberculose pulmonaire des enfants (*Communication au Congrès pour l'étude de la tuberculose*, 3e session, 1893).

De l'Impétigo des enfants, affection contagieuse inoculable et microbienne, streptocoque de l'impétigo ; broch. avec fig., 1894 (*Bibliothèque du Journal de clinique et de Thérapeutique infantiles*).

Influence du traitement marin sur le rachitisme. (*Note communiquée au 1er Congrès de Thalassothérapie*, 25 juillet 1894 ; *La Médecine infantile*, décembre 1894).

La stomatite aphteuse doit être dénommée stomatite herpétique (*Journal de Clinique et de Thérapeutique infantiles*, 25 mai 1895).

Pathogénie de la chorée de Sydenham, d'après les travaux récents (*Presse Médicale*, 1896).

Un cas d'hémiplégie par embolie cardiaque dans une angine diphtérique, traitée par le sérum anti-diphtérique (*Journal de Clinique et de Thérapeutique infantiles*, 1896).

Purpura généralisé, stomatite pemphygoïde hémorrhagique, troubles trophiques des ongles consécutifs à l'ingestion d'un gramme d'antipyrine (*Ibid.*, 1897).

L'Assistance maritime des enfants ; l'Œuvre des hôpitaux marins (*Revue philanthropique*, n° 3, 1907).

De l'importance du service médical dans les crèches (*Journal de Clinique et de Thérapeutique infantiles*, octobre 1897).

De la cure marine de la tuberculose pulmonaire (*La Médecine moderne*, 27 novembre 1897).

Article : Chorée de Sydenham (in *Traité des maladies de l'enfance* de Grancher, Comby, etc., t. IV, 1898).

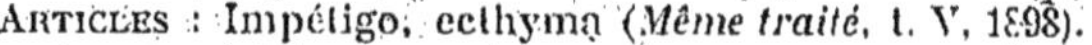

Articles : Impétigo, ecthyma (*Même traité*, t. V, 1898).

Les paralysies de la coqueluche (*Journal de Clinique et de Thérapeutique infantiles*, mars et avril 1898).

Méningite séreuse pneumonique, hydrocéphalie chronique consécutive (*Arch. de Méd. des enfants*, avril 1900).

Scarlatine maligne chez une nourrice (*Société de Pédiatrie*, 9 janvier 1900).

De l'importance du service médical dans les crèches (*Rapport au Congrès d'Assistance publique et privée*, 1900).

De la cure marine des tuberculoses osseuses (*Congrès international de Médecine*, section de Pédiatrie, août 1900).

De la cure marine du rachitisme. Présentation de photographies (*Même Congrès*).

L'œuvre des hôpitaux marins (*Article* in l'Œuvre anti-tuberculeuse, juillet 1900).

Traitement de la coqueluche par les injections profondes d'huile au goménol. En collaboration avec M. Pasteau. (*Bulletin médical*, 13 juin 1900).

Tétanie au cours d'une entéro-colite aiguë (*Société de pédiatrie*, janvier 1901, et *Archives de Médecine des enfants*, février 1901).

Radiographie d'un corps étranger des voies digestives (*Soc. de Pédiatrie*, 1901).

La mer et ses effets thérapeutiques, l'assistance maritime des enfants. Conférence, 3 mai 1901. (*Bulletin de l'œuvre des Hôpitaux marins*, n°12, 1901).

Le Dispensaire pour Enfants malades et l'assistance familiale. Rapport au Congrès d'Assistance. (Journal *l'Assistance*, 31 août 1901).

Au Frioul : La peste à bord du *Sénégal*, le service sanitaire au Lazaret. (*Gaz. Hebdom. de Méd. et de Chirurgie*, n° du 24 octobre 1901).

Des accidents consécutifs aux injections de sérum antipesteux (*Gazette hebdomad.*, 8 déc. 1901).

Mort subite dans un cas de pneumonie. (Société de Pédiatrie, février 1902. *Archives de Médecine infantile*, avril 1902).

A propos du lait stérilisé (*Bulletin Médical*, n° 32, samedi 19 avril 1902).

Dangers de la suralimentation carnée chez les enfants de souche arthritique (Société Médico-Chir., séance du 6 avril 1902. *Bulletin Méd.*, 3 mai 1902).

Note sur le traitement de la tuberculose. Considérations (*Société médico-chirurgicale*. Séance du 21 mars 1902).

La cure marine de la péritonite tuberculeuse. 3e Congrès de Thalassothérapie, Biarritz, 1903 (*Archives de méd. infantile*, 1903).

Par quel sommet débute la tuberculose ? Réponse par la radioscopie (*Société médico-chir.*, nov. 1903.

La cure marine des tuberculoses infantiles aux sanatoriums de Banyuls et de Saint-Trojan. — Communication au Congrès international de la tuberculose, 3e section : Préservation de l'enfance. — Paris, 1905.

De l'organisation des « Gouttes de lait » dans les dispensaires pour enfants malades (Rapport au congrès des Gouttes de lait, 21 octobre 1905).

Un cas de guérison de tuberculose localisée du rein (*Soc. médico-chir.*, 26 février 1906).

Appendicite et pneumonie (*Soc. médico-chir.*, avril 1906).

Contributions à l'étude de la surdi-mutité. En collaboration avec le docteur G. Tilloy (*Archiv. intern. de laryngologie*, oct. 1906).

Syphilis des nourrissons et certificat médical (*Bull. Soc. médico-chir.*, 26 nov. 1906).

Des dispensaires au point de vue médical et social dans leurs rapports avec les mutualités (Conférence, 2 juin 1907 : *in Revue de la Prévoyance et de la Mutualité*).

www.ingramcontent.com/pod-product-compliance
Ingram Content Group UK Ltd.
Pitfield, Milton Keynes, MK11 3LW, UK
UKHW020405250726
13967UKWH00006B/2480

9 782013 065641